DEIXAR DE FUMAR
FICOU MAIS FÁCIL

Dados Internacionais de Catalogação na Publicação (CIP)
(Câmara Brasileira do Livro, SP, Brasil)

Issa, Jaqueline Scholz
   Deixar de fumar ficou mais fácil / Jaqueline Scholz Issa – São Paulo : MG Editores, 2007.

   ISBN 10 85-7255-50-X
   ISBN 13 978-85-7255-050-5

   1. Tabaco – Aspectos psicológicos 2. Tabaco – Efeito fisiológico – Obras de divulgação 3. Tabaco – Hábito – Obras de divulgação 4. Tabaco – Hábito – Prevenção 5. Tabaco – Hábito – Tratamento I. Título.

06-9620 CDD-362.2967

Índices para catálogo sistemático:

1. Fumo : Vício : Prevenção : Problemas sociais   362.2967
2. Hábito de fumar : Prevenção : Problemas sociais   362.2967
3. Tabagismo : Prevenção : Problemas sociais   362.2967

Compre em lugar de fotocopiar.
Cada real que você dá por um livro recompensa seus autores
e os convida a produzir mais sobre o tema;
incentiva seus editores a encomendar, traduzir e publicar
outras obras sobre o assunto;
e paga aos livreiros por estocar e levar até você livros
para a sua informação e o seu entretenimento.
Cada real que você dá pela fotocópia não autorizada de um livro
financia o crime
e ajuda a matar a produção intelectual de seu país.

DE FUMAR
FICOU MAIS FÁCIL

Scholz Issa

ERRATA

Página 34	Na 19ª linha, onde se lê **8%**, leia-se **3%**.
Página 35	Na 1ª linha, onde se lê **0,5 mg**, leia-se **0,1 mg**.

EDITORES

DEIXAR DE FUMAR FICOU MAIS FÁCIL
Copyright © 2003, 2007 by Jaqueline Scholz Issa
Direitos reservados por Summus Editorial

Capa e ilustrações: **Félix Reiners**
Foto da autora na 4ª capa: **Stefan Patay**
Editoração: **All Print**
Fotolitos: **ERJ Composição Editorial**

MG Editores
Departamento editorial:
Rua Itapicuru, 613 – 7º andar
05006-000 – São Paulo – SP
Fone: (11) 3872-3322
Fax: (11) 3872-7476
http://www.mgeditores.com.br
e-mail: mg@mgeditores.com.br

Atendimento ao consumidor:
Summus Editorial
Fone: (11) 3865-9890

Vendas por atacado:
Fone: (11) 3873-8638
Fax: (11) 3873-7085
e-mail: vendas@summus.com.br

Impresso no Brasil

Aos meus pais, Myriam e Lêonidas, aos meus avós Linda e Waldemar, ao meu marido, Mário, minha retribuição pelo apoio e amor solidário.

Aos meus filhos, Mário e Marcelo, que ao chegarem ao mundo, e sem fazer esforço nenhum, transformaram a referência e o sentido da minha vida, mostrando que o amor materno está na dimensão da nossa eternidade.

Ao prof. dr. Sérgio Diogo Giannini (in memorian), meu grande mestre.

À profa. dra. Neusa Forti e ao prof. dr. Jayme Diament, grandes companheiros.

Aos profissionais da equipe multidisciplinar de tratamento do tabagismo do Ambulatório do Instituto do Coração do Hospital das Clínicas da Universidade de São Paulo, por acreditarem na nossa proposta de trabalho e serem excelentes colaboradores.

Em especial:

À psicóloga Glória Heloíse Perez.

Às nutricionistas Adriana Lúcia van-Erven Ávila, Miyoko Nakasato e Alessandra Macedo.

Às enfermeiras Elisabete Sabetta Margarido, Ruth Romero Tonish e Cleonice Jacintho.

Ao ilustre e emérito prof. dr. José Rosemberg (in memorian), por difundir para a comunidade médica brasileira seu profundo conhecimento sobre tabagismo.

Sumário

Apresentação 9

Prefácio 11

Introdução 15

A dependência da nicotina 23

Encarando a dependência da nicotina 25

Medicamentos auxiliares no tratamento
do tabagismo 27

Preparando-se para deixar de fumar 37

Tipos de comportamentos habituais
dos fumantes 41

Identificando os gatilhos e o grau de
satisfação do cigarro 49

Prevenindo o ganho de peso após parar
de fumar 55

Evitando recaídas 63

Assistência aos fumantes hospitalizados 65

Depoimentos de fumantes em vários estágios
de motivação 69

Benefícios de parar de fumar 81

Conhecendo os riscos de fumar 83

O risco do tabagismo nas mulheres 87

Considerações finais 89

P. S. 95

Anexo 1 97

Anexo 2 101

Apresentação

O tabagismo é uma doença, e o fumante deve ser encarado sob essa perspectiva, ensina a dra. Jaqueline Scholz Issa, em *Deixar de fumar ficou mais fácil*. Abandonar o cigarro, além de uma boa dose de autodeterminação, exige orientação adequada e, muitas vezes, terapia medicamentosa coadjuvante, visando a aumentar as chances de sucesso.

Informação de qualidade é exatamente o que o leitor encontrará neste livro, imprescindível para aqueles que querem ter qualidade de vida aliada ao prazer de se manter longe da fumaça e das centenas de aditivos que acompanham a nicotina e o alcatrão presentes no cigarro.

O livro da dra. Jaqueline reúne mais de uma década de sua experiência no tratamento de centenas de pacientes tabagistas, no Instituto do Coração do Hospital das Clínicas, o InCor, onde atua como cardiologista e diretora do Ambulatório de Tabagismo. Sua *expertise* como pesquisadora dos mecanismos do vício e da abstinência do tabaco a credenciam na orientação àqueles que não apenas querem, mas necessitam urgentemente parar com o cigarro.

A verve de comunicadora de Jaqueline vai direto ao ponto, sem rodeios, colocando numa linguagem simples e bem-humorada as principais dúvidas quando o assunto é parar de fumar – desde as vantagens de deixar o vício até os instrumentos disponíveis de apoio nessa empreitada. Sobretudo, conscientiza o leitor sobre as situações que enfrentará, a partir de sua decisão, municiando-o de informações para vencer a batalha contra o cigarro.

Rita Amorim
Jornalista
Assessora de Imprensa
InCor-HC/FMUSP

Prefácio

A questão do tabagismo desde sempre me mobilizou. Como médico e cirurgião torácico e cardiovascular, presenciei, ao longo de minha vida profissional, histórias dramáticas de doenças cujo principal motivador foi o cigarro.

O tabaco, junto com a hipertensão e a hipercolesterolemia, é um dos principais fatores de risco dos infartos do miocárdio, dos acidentes vasculares cerebrais, do enfisema de pulmão e dos vários tipos de cânceres, como os de pulmão, boca, laringe, pâncreas, esôfago, colo de útero, bexiga, rim e leucemia.

No Brasil, estima-se que 33% da população acima de 18 anos seja fumante. Desse montante, 50% morrerá por doenças relacionadas ao cigarro, aproximadamente cem mil a cada ano.

Por isso, nos cargos públicos que ocupei, sempre busquei atuar no combate ao tabagismo, fosse procurando criar restrições à propaganda, fosse buscando ajudar os viciados que se dispunham a abandonar o vício.

As restrições à propaganda exigiram medidas legais introduzidas na legislação. A proibição de patrocínio de eventos esportivos e de saúde pública, a proibição progressivamente mais restritiva de propaganda, as advertências cada vez mais enfáticas nos maços de cigarro e a tributação crescente são algumas medidas já em prática em nosso país, que visam a diminuir os apelos para que se comece a fumar. É sabido que, depois que o hábito se instala, fica difícil abandoná-lo. Daí todo o trabalho para que as pessoas, principalmente os jovens e, em especial, as mulheres, não se iniciem no vício.

A parte mais difícil e trabalhosa é fazer que o viciado abandone o vício. Entre as várias pessoas dedicadas a essa tarefa, encontra-se, em posição de destaque, a dra. Jaqueline.

Conheci-a, mais de perto, em 1993, quando fui convidado para ser palestrante do Dia Mundial de Combate ao Tabagismo, em evento organizado por ela, no InCor, com o apoio da Organização Mundial da Saúde – OMS.

Nessa empreitada, conhecer a autora desta obra e seu trabalho com o tabagismo foi uma feliz oportunidade. Médica dedicada, pesquisadora brilhante, Jaqueline é, sobretudo, aguerrida em sua missão de levar mais e mais pessoas a optar por uma nova vida sem o cigarro.

Prefaciar seu livro, para mim, é uma honra e um tributo ao importante trabalho que vem desempenhando ao longo desses anos. Desde a recém-formada cardiologista, quando a conheci, até a atual pesquisadora, professora, administradora, esposa e mãe, vejo a trajetória de Jaqueline marcada pela incessante luta por seus ideais.

Este livro vai além de apresentar aos leitores o conhecimento científico e a experiência clínica acumulados pela médica, de forma didática e, sobretudo, prática. Ele é, certamente, uma forma de a autora compartilhar com pacientes e leitores seu espírito aguerrido diante dos obstáculos, mostrando que, sim, é possível viver sem o cigarro e com mais saúde.

Prof. dr. Adib Domingos Jatene
Cirurgião, ex-ministro da Saúde e
professor emérito da Faculdade de
Medicina da Universidade de São Paulo

Introdução

Prezado fumante, sou médica e, há mais de uma década, ajudo pessoas a parar de fumar. Minha conduta é prescrever para essas pessoas medicamentos que diminuam os sintomas de abstinência e, com elas, tentar descobrir situações que as motivem a vencer a batalha contra o cigarro.

Quando me formei, não tinha uma boa opinião sobre quem fumava: considerava os fumantes desinformados e fracos de caráter. Aconselhava as pessoas a parar de fumar, como todos os outros médicos:

"Fulano, com força de vontade você consegue, não seja fraco."

"Se não parar de fumar, eu não o trato mais. Pode procurar outro médico."

"Para que vou dar remédio ao senhor? A canoa tá furada, o senhor fica aí só fumando. Pare com isso!"

Só faltava chamar o pobre do paciente de burro.

Funcionou para alguns poucos. Eles voltavam sem fumar, mas me chamavam de médica fascista e nazista. Aproveito a oportunidade para me desculpar com a grande maioria que jamais voltou. Portanto, tenho uma declaração a fazer:

Srs. pacientes, HÁ 15 ANOS, NENHUM MÉDICO CONSIDERAVA TABAGISMO DOENÇA. Perdoem nossa ignorância e atitude da época. A intenção era a melhor, mas o método, simplesmente abominável e ineficiente.

Desde o momento, final dos anos 1980, em que foi descoberta no cérebro a existência de receptores de nicotina, bem como que ela tem poder de adição (viciar) maior do que drogas como cocaína e heroína, a coisa mudou.

Tabagismo na atualidade é considerado, classificado e catalogado como doença. Os sintomas de abstinência da nicotina merecem tratamento farmacológico (prescrição de remédios) para ajudar o fumante a superá-los.

Infelizmente, a nicotina cada vez mais se firma também como uma das drogas mais eficazes para combater ansiedade e depressão, estados emocionais típicos do nosso estilo de vida. Isso faz que a tendência do consumo de cigarro seja incrementada e explica a dificuldade em abandoná-lo. A maioria dos fumantes pode não saber, mas o cigarro apresenta-se como a forma que instintivamente essas pessoas encontraram para manter o equilíbrio emocional. Daí a enorme dificuldade só de pensar em largar o "danado".

Um pouco de história

Os efeitos "miraculosos" da nicotina eram conhecidos pelos aborígenes americanos, que tinham como hábito fumar a folha do tabaco em cerimônias religiosas. Presume-se que o uso nessas ocasiões seja milenar, anterior a Cristo.

Após o descobrimento da América, o uso do tabaco se difundiu pelo mundo e se tornou uma "febre" no século XVII. A importância do tabaco como uma das principais fontes de arrecadação dos governos, por meio de cobrança de impostos e taxas sobre o fumo, ajudou a disseminar e a encorajar o uso do produto.

O costume de fumar a folha de tabaco e cheirar rapé atingiu todas as camadas sociais, até o clero. Fumava-se cachimbo e cheirava-se rapé em todas as ocasiões, inclusive nas cerimônias religiosas.

Jean Nicot, embaixador da França em Portugal, foi pioneiro em atribuir virtudes ao tabaco. Foi ele o responsável por sua introdução na França, em 1560, informando tratar-se de erva usada pelos índios com efeitos curativos maravilhosos. Os conhecimentos de medicina da época chegaram a relacionar mais de cinqüenta doenças que poderiam ser "curadas" pelo tabaco.

Sabe-se que Catarina de Médicis, por exemplo, usava o tabaco para melhorar sua enxaqueca.

Jean Neander, médico e filósofo alemão, no início do século XVII, publicou um tratado intitulado *Tabacologia*, de 340 páginas, em que propalava que a planta tinha propriedades de curar envenenamentos, minorar a fome e a sede, fortificar a memória, curar úlcera, pneumonia, gota, angina, asma, tosse e servia como proteção contra a peste.

O conhecimento sobre a nocividade do tabaco deu-se de forma lenta e gradual, baseado no olhar atento de alguns médicos mais criteriosos e observadores. Fagon, médico de Luís XIV, orientou tese de doutoramento, na Faculdade de Medicina de Paris, intitulada *O uso do tabaco abrevia a vida*. Foi o primeiro estudo científico a concluir o que hoje é considerado um paradigma da medicina.

Outros mais vieram. Buisson, médico francês, publicou estudo em 1859 em que avaliava 68 doentes com câncer de lábio e boca; desses, 66 fumavam cachimbo.

No século XX

Efetivamente, somente após a Segunda Guerra Mundial é que pronunciamentos e relatórios oficiais de agências de saúde governamentais e outras instituições conceituadas davam conta da relação entre mortalidade, doenças e consumo do tabaco. Hoje, somam-se mais de setenta mil publicações referendando os males do fumo.

Das várias formas de uso do tabaco, como aspirar rapé, mascar fumo, fumar cachimbo, charuto e cigarro, este último, por ser mais prático e barato, foi o mais difundido no século XX, devendo se perpetuar no século XXI.

Apesar de todas as evidências dos malefícios e riscos de fumar, os efeitos psicoativos agradáveis e prazerosos fazem que o tabaco seja adorado, reverenciado e amado pelos fumantes.

A ambivalência de sentimentos em relação ao tabaco é natural, pois ele é assim – o BEM e o MAL no mesmo produto.

Augusto dos Anjos, poeta simbolista do final do século XIX, em seu poema "Versos íntimos" traduz bem essa ambivalência:

Vês?! Ninguém assistiu ao formidável
Enterro de tua última quimera.
Somente a Ingratidão – esta pantera –
Foi tua companheira inseparável!

Acostuma-te à lama que te espera!
O Homem, que, nesta terra miserável,
Mora, entre feras, sente inevitável
Necessidade de também ser fera.

Toma um fósforo. Acende teu cigarro!
O beijo, amigo, é a véspera do escarro,
A mão que afaga é a mesma que apedreja.

Se a alguém causa inda pena a tua chaga,
Apedreja essa mão vil que te afaga,
Escarra nessa boca que te beija!

A dependência da nicotina

Existem, no cérebro, receptores de nicotina que, quando ativados, determinam a liberação de substâncias responsáveis por sensações de prazer, diminuição da ansiedade, aumento da concentração, diminuição da fome, sensação de conforto e bem-estar, ou seja, efeitos psicoativos muito favoráveis.

O bem-estar proporcionado pelo cigarro faz que o ato de fumar se torne repetitivo e, em pouco tempo, ocorra o CONDICIONAMENTO.

A dependência da nicotina é tão acentuada que seu consumo aumenta progressivamente, levando o fumante rapidamente ao vício. É por isso que, apesar de todos conhecerem os riscos à saúde provocados pelo uso do cigarro, é tão difícil abandoná-lo.

O grau de dependência é variável entre as pessoas, mas geralmente as que consomem mais de quinze cigarros/dia são consideradas grandes dependentes.

A privação do cigarro, mesmo por poucas horas, é suficiente para trazer ao fumante uma sensação desconfortável. À medida que o tempo de privação aumenta, a sensação de desconforto se agrava e surge um desejo incontrolável de fumar. Esse conjunto de sintomas é conhecido como SÍNDROME DE ABSTINÊNCIA DO CIGARRO.

O uso de medicamentos auxiliares no tratamento do tabagismo minimiza os sintomas. Tais medicamentos aumentam a chance de as pessoas se livrarem do cigarro e diminuem o sofrimento do usuário no processo de "desligamento".

Encarando a dependência da nicotina

Parar de fumar é, antes de tudo, uma DECISÃO PESSOAL E INTRANSFERÍVEL. Só é possível parar de fumar quando realmente se quer.

A maioria das pessoas que pararam de fumar fez isso por conta própria. Nesses casos, as táticas mais utilizadas são o abandono repentino do cigarro ou a redução progressiva do número de cigarros consumidos.

O fato é que o número de fumantes que obtém êxito com um desses métodos é muito pequeno. Além disso, invariavelmente, grande parte deles relata ter passado por uma experiência difícil e dolorosa.

De qualquer forma, se você fuma menos de quinze cigarros/dia e quer tentar parar por conta própria, vá em frente, mas lembre-se de que, se não conseguir, não há problema. Você poderá obter ajuda do seu médico, que prescreverá medicamentos auxiliares no tratamento do tabagismo.

O acompanhamento médico para deixar de fumar otimiza os resultados, além de ser um grande aliado do fumante nessa difícil fase de deixar o vício.

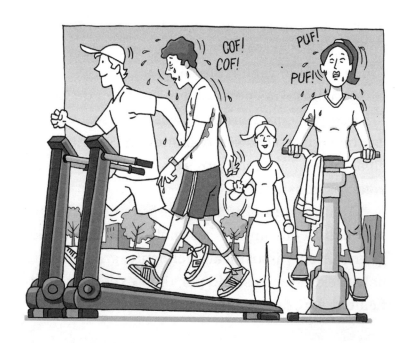

Medicamentos auxiliares no tratamento do tabagismo*

Por que usá-los?

O uso de medicamentos auxiliares no tratamento do tabagismo alivia o desconforto do fumante em abstinência e aumenta a perspectiva de sucesso no esforço de deixar o vício do cigarro.

- Cerca de 80% dos fumantes desejam parar de fumar.
- De fato, apenas 3% param por ano – 85% deles sem ajuda.
- O uso de medicamentos aumenta a taxa de sucesso na interrupção do vício do cigarro para 30% ao ano.

---

* Não há nenhum vínculo comercial entre a autora e os laboratórios responsáveis pelos medicamentos recomendados. Dra. Jaqueline optou por identificá-los em nome da segurança do consumidor. Há muitos produtos à venda que não contêm os princípios ativos necessários e, portanto, não têm ação comprovada. (N.E.)

Os medicamentos comprovadamente eficazes no tratamento do tabagismo são:

- à base de nicotina (nicotínicos);
- não nicotínicos: bupropiona (antidepressivo de primeira linha para o tratamento coadjuvante do tabagismo) e vareniclina (agonista parcial do receptor cerebral alfa 4 beta 2, receptor nicotínico).

O tratamento com medicamentos dura de oito a doze semanas, podendo ser prorrogado por até um ano.

Tratamento nicotínico

Os medicamentos nicotínicos de primeira linha disponíveis no Brasil são: adesivos e goma de mascar. Esses medicamentos devem ser prescritos de forma que a concentração utilizada seja semelhante à quantidade de nicotina consumida pelo fumante. A redução da dose é progressiva e lenta. Geralmente prescrevemos esses medicamentos por cerca de doze semanas.

A goma de mascar pode ser prescrita isoladamente ou em conjunto com adesivos e/ou bupropiona. Aconselho prescrevê-la em situações de desejo intenso de fumar ou em momentos de grande condicionamento, como após as refeições, ao acordar, após o café-da-manhã, em situações de estresse agudo, tomando uma "cervejinha". Recomendo que seu uso seja associado com bupropiona ou adesivos. A ação preferencial desses produtos é para momentos agudos associados ao grande desejo de fumar (fissura).

O início do tratamento nicotínico requer a interrupção imediata do cigarro, pois existe risco de intoxicação pelo excesso de nicotina. Os sintomas mais comuns de excesso de nicotina são náusea, enjôo, palpitações e até crise de pressão alta nos portadores de hipertensão arterial.

O tratamento nicotínico é muito seguro e bastante eficaz quando prescrito de forma correta.

Em pesquisa realizada por meu grupo de trabalho, com adesivos de nicotina em cem fumantes, cinqüenta homens e cinqüenta mulheres, tratando-os por doze semanas e acompanhando-os após um ano do tratamento, observamos que fumantes do sexo masculino tiveram 50% de sucesso no abandono do tabagismo e fumantes do sexo feminino, 32% após um ano de acompanhamento.

Esse trabalho foi publicado em revista médica brasileira em 1998. Em 2001, a comunidade médica norte-americana referendou esse achado e divulgou comunicado para os médicos relatando que o tratamento nicotínico apresentava resultados melhores nos homens do que nas mulheres. Claro que isso não quer dizer que não existam exceções à regra, pois muitas mulheres conseguem parar de fumar utilizando-se do tratamento nicotínico. Uma das explicações seria o fato de as mulheres serem mais ansiosas do que os homens, e o tratamento nicotínico não promove a redução da ansiedade.

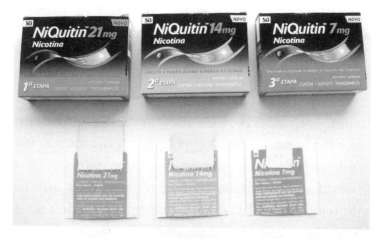

Os adesivos de nicotina devem ser aplicados sobre a pele limpa, de preferência na região superior do tórax, peito e costas, bem como nos braços (na região lateral externa e interna). Os locais de aplicação precisam ser alternados diariamente. Os adesivos devem ser colocados pela manhã e substituídos apenas na manhã seguinte.

A goma deve ser mastigada por no máximo trinta minutos, evitando-se o consumo de café e substâncias ácidas por pelo menos quinze minutos antes de seu uso. De preferência, deve-se beber um pouco de água antes de mascar a goma. Pessoas com gastrite e úlcera não devem utilizar o produto. Pessoas com prótese dentária podem ter dificuldade em usá-lo. Cuidado com imitações. As gomas devem conter nicotina na concentração de 2 mg.

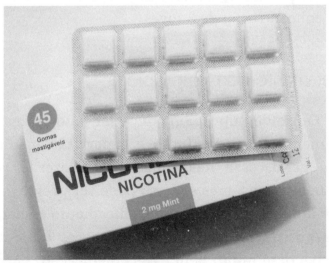

Embora ainda não tenhamos no Brasil a pastilha de nicotina, ela pode ser prescrita. Ideal para pessoas que não podem mascar a goma ou não toleram seu gosto. Usada da mesma forma que a goma, em momentos de vontade aguda de fumar, a pastilha deve ser colocada na boca até que se dissolva por completo. Em geral leva cerca de trinta minutos. Ela não deve ser mastigada nem engolida. Deve-se evitar o consumo de bebidas ou alimentos quinze minutos antes do seu uso. Também é recomendado beber um pouco de água antes de usá-la. A sensação na boca é de pequena ardência. Geralmente, é muito bem tolerada.

As pastilhas também devem conter nicotina na concentração de 2 mg.

Tratamento com bupropiona

O uso de bupropiona deve ser feito obrigatoriamente com orientação e supervisão médica. Em geral, esse medicamento é prescrito por doze semanas, mas seu uso pode ser prorrogado por até doze meses. É um medicamento eficiente e seguro. Normalmente, as mulheres fumantes respondem muito bem a essa medicação. Talvez esse efeito positivo observado nas mulheres tenha relação com a ação da droga, que reduz sintomas de ansiedade e depressão, mais freqüentes entre as mulheres.

Em grupos de fumantes depressivos, a medicação pode ser prescrita por um período superior a três meses, para a manutenção das taxas de sucesso obtidas no início do tratamento.

Os efeitos colaterais mais comuns no uso da bupropiona são: boca seca, insônia e intestino ressecado. A insônia geralmente desaparece da terceira para a quarta semana de uso do medicamento. Apesar de freqüentes, esses sintomas são toleráveis, visto que poucos pacientes suspendem o medicamento antes do previsto. A taxa de interrupção do tratamento com bupropiona é de cerca de 10%; o acompanhamento médico diminui essa taxa.

Durante sua utilização, a bupropiona é muito eficaz para minimizar o ganho de peso.

Tratamento com vareniclina

A vareniclina é um medicamento que deve ser prescrito por orientação médica. É utilizada, rotineiramente, em monoterapia, mas pode ser associada à bupropiona.

A ação do medicamento consiste em reduzir os sintomas de abstinência e diminuir o efeito-recompensa que perpetua a dependência da nicotina. Se o fumante está usando o medicamento, não sentirá prazer em fumar e, conseqüentemente, espera-se que perca os condicionamentos relacionados ao tabagismo e à vontade de fumar.

Esse medicamento deve ser prescrito por doze semanas ou mais, dependendo de quantas semanas o fumante ficou em abstinência total. O mínimo de tempo em abstinência total para interrupção da medicação são doze semanas. Assim, a probabilidade de recaída é reduzida.

A medicação em geral é bem tolerada. Os efeitos colaterais mais comuns são náusea e lembrança dos sonhos. A náusea acomete cerca de 30% dos pacientes, mas somente 8% interrompem a medicação por causa disso. Esse efeito é minimizado quando o tratamento é iniciado com doses reduzidas e com a ingestão do medicamento após a refeição, acompanhado por um copo cheio de água. A posologia deve ser: 0,5 mg uma vez ao dia pelos primeiros três dias; depois, 0,5 mg duas vezes ao dia até o sétimo dia; e depois, 0,5 mg até o fim do tratamento. Seguir orientações do seu médico para a suspensão do produto.

Considerações sobre o tratamento farmacológico

O uso de medicação visa a reduzir os sintomas de abstinência e o desejo de fumar. Não surte efeito algum se o paciente realmente não tiver interesse e motivação para parar de fumar.

Parar de fumar exige mudanças de comportamento que o uso isolado da medicação não proporciona. As taxas de sucesso após doze semanas de uso dos medicamentos mencionados variam de 30% a 60%.

Evite utilizar por conta própria os medicamentos para parar de fumar. Procure auxílio de médico que saiba tratar adequadamente o fumante. A abordagem médica correta aumenta a taxa de sucesso, minimiza o ganho de peso e reduz o risco de recaída.

Faça a coisa certa.

Preparando-se para deixar de fumar

Será que eu quero mesmo parar de fumar?

Se você está em dúvida, com certeza as dificuldades serão ainda maiores. Você precisa ter convicção de que deseja parar. Uma atitude que ajuda muito é tentar identificar e imaginar o que considera vantajoso e desvantajoso em fumar e em não fumar.

Veja com quais exemplos você se identifica. Isso o ajudará a saber se está em um momento adequado para parar de fumar.

Observe: se achou que existem mais vantagens em fumar do que em não fumar, é melhor aguardar outro momento para tentar parar. Seu grau de motivação para parar de fumar precisa ser mais intenso. A ajuda de um profissional que trate o tabagismo poderá ampliar sua motivação e permitir-lhe encarar o tratamento.

Fumar
Vantagens: me acalma; parece que atenua meus problemas; me sinto mais tranqüilo; me relaxa; me dá prazer; me diverte; me ocupa; me faz companhia; me sinto à vontade fumando; me completa etc.
Desvantagens: o cheiro me incomoda; as pessoas reclamam; sou discriminado; tenho tosse; minha voz engrossou; não tenho muito fôlego; não consigo dormir enquanto não me certificar de que não vai me faltar cigarro; me incomodo de ir ao cinema e não poder fumar ou ir a qualquer lugar onde tenha de me privar do cigarro; sou dependente do cigarro; tenho medo de adoecer, fumo e me sinto culpado etc.

Não fumar
Vantagens: meu fôlego melhorou, não tenho mais tosse, minha aparência rejuvenesceu; o cheiro dos fumantes é horrível, que bom que eu não tenho mais esse cheiro; posso dormir sem ter de checar se tem cigarro ou não; posso ir a qualquer lugar; não sou mais discriminado; me livrei do cigarro; venci uma dependência; não sinto mais culpa etc.
Desvantagens: perdi um companheiro; não sei onde pôr as mãos; fiquei entristecido; não sei como vou fazer para passar minha ansiedade, o que será de mim quando não tiver nada para fazer?; será que consigo raciocinar e produzir sem cigarro? etc.

Agora, responda:

POR QUE EU QUERO DEIXAR DE FUMAR?

Porque _____

_____

_____

_____

_____

Planeje uma data, inferior a seis meses, para parar de fumar.

Procure um profissional para auxiliá-lo, principalmente se não se sentir muito motivado, se fuma mais de quinze cigarros/dia ou caso já tenha fracassado em tentativas anteriores.

De preferência, se for possível, escolha períodos pouco estressantes. Isso facilitará o tratamento.

Siga exatamente o que o médico lhe disser em relação ao uso de medicamentos. NÃO INVENTE MODA.

Os medicamentos já foram testados e seu resultado favorável depende do uso correto.

Se não se der bem com alguma medicação, fale com seu médico. Ele saberá o que fazer para ajudá-lo.

NÃO ABANDONE O TRATAMENTO NA PRIMEIRA DIFICULDADE.

Tipos de comportamentos
habituais dos fumantes

Cada fumante tem sua relação pessoal com o cigarro. Alguns o consideram um ótimo companheiro; outros fumam com raiva e culpa, mas precisam fumar; outros, ainda, fumam quando querem relaxar.

Existem basicamente cinco tipos de comportamento descritos, e os fumantes se enquadram em um ou em todos. Em geral eles identificam um que é preponderante sobre os demais. Conhecendo o padrão de comportamento que se associa com mais freqüência ao ato de fumar, é mais fácil traçar a estratégia indicada para o abandono do cigarro, ou seja, essa atitude ajuda a mapear os momentos críticos e conhecer melhor a sua relação de dependência com o cigarro.

Avalie em qual deles você mais se enquadra.

Prazer

Você sente vontade de fumar quando está confortável e relaxado; por exemplo, após as refeições, após o ato sexual, assistindo a um filme, após um reconfortante cafezinho ou quando está consumindo uma bebida alcoólica. Isso quer dizer que você *gosta de fumar* e busca no cigarro sentir *mais prazer* ou *ampliar sensações de prazer*.

Nesse caso não será muito difícil abandonar o vício.

Seu paladar e seu olfato se beneficiarão rapidamente após parar de fumar. Você descobrirá o prazer de comer e de sentir cheiros. Vai ficar aliviado por não ser identificado com o cheiro de cinzeiro sujo.

Se seu parceiro sexual não for fumante, imagine como ele se sentirá feliz. O cheiro do outro é um importante estímulo sexual ou, dependendo do cheiro, exatamente o inverso.

Em vez de fumar para ampliar seu prazer sexual após a relação, você poderá ter uma relação sexual mais prazerosa e fisicamente mais intensa. Afinal, você terá mais fôlego e estará mais cheiroso.

Manipulação

Segurar o cigarro é algo importante para você; por exemplo, em situações em que não sabe o que fazer com as mãos. Nesse caso, *o ritual de acender o cigarro*, abrir um novo maço, acendê-lo, olhar a chama, faz parte do seu prazer de fumar.

Um trabalho manual, como manipular uma bolinha macia ou, talvez, até segurar o cigarro apagado podem ajudá-lo a manter as mãos ocupadas.

Hábito

Você *sempre fuma em determinadas situações. Nem pensa antes de acender o cigarro*, faz isso automaticamente, às vezes até sem perceber. Em algumas situações, nem fuma o cigarro inteiro porque não está, de fato, com vontade. É a situação que desencadeia a necessidade de fumar. Para deixar de fumar nessas situações, é preciso que você "tire esse comportamento do automático". Cada vez que for acender um cigarro, pare e pense: "Será que eu estou mesmo com muita vontade de fumar agora? Será que eu não poderia abrir mão desse cigarro?" O que você estará perseguindo é uma mudança de hábito, um descondicionamento.

Estimulação

Você fuma a fim de *ampliar sua sensação de estímulo*.

Habitualmente, você tem vontade de fumar quando vai iniciar uma tarefa. Muitas vezes, você se sente desanimado, desmotivado ou sobrecarregado e busca com o cigarro driblar esses sentimentos e levar a vida adiante.

Há grandes chances de você ser quimicamente muito vulnerável à ação psicoativa do cigarro, ou seja, você é do tipo que percebe os principais efeitos psíquicos "favoráveis" da nicotina e por isso precisa dela nesses momentos.

Com freqüência, as pessoas com esse perfil costumam responder muito bem ao tratamento farmacológico.

Seu organismo passará por um período de transição, e você aprenderá com o tempo a adaptar-se às situações, como todo NÃO-fumante.

Redução de tensão

Você tem necessidade de fumar quando está *nervoso, preocupado, tenso, ansioso, triste*. Esses sentimentos são bem desagradáveis, e você tem muita dificuldade de suportá-los. O cigarro, como lhe traz prazer, atenua esses desconfortos.

É como se você utilizasse o cigarro como um anteparo, uma máscara, um mediador para absorver e atenuar os impactos.

Parar de fumar pode vir a ser uma grande possibilidade de crescimento e mudança na forma de encarar a vida.

Será necessário descobrir força interior para superar os sentimentos negativos sem recorrer ao seu ANTEPARO. Esse processo pode ser muito difícil, mas você pode superá-lo e, com certeza, se tornará uma pessoa mais feliz com você mesmo.

A medicação para parar de fumar será de grande auxílio, bem como as atividades que reduzam o estresse: ioga, natação, corrida, jiu-jítsu, boxe, alpinismo e ciclismo são algumas sugestões. Procure fazer o que mais lhe agrada.

A escolha é sua, respeitando sua preferência pessoal. Lembrei-me do caso de um paciente:

O. L., 38 ANOS, ADMINISTRADOR DE EMPRESA, FUMA QUARENTA CIGARROS/DIA, PRINCIPALMENTE NO TRABALHO.

Figura boníssima, o eterno bom companheiro, que não sabe dizer não. Retraído e tímido. Impossível imaginá-lo tendo uma reação como falar um "agora não" ou um palavrão.

Atividade recomendada: DAR PORRADA.

Começou a praticar jiu-jítsu ao iniciar o tratamento. No começo sentiu muita dificuldade em parar de fumar, mas conseguiu superar a fase crítica, agregando um interessante processo de transformação: ficou mais descontraído e menos exigente consigo mesmo.

Ele sabia que tinha grande dificuldade de lidar com sua agressividade e impulsividade. Cada NÃO que ele deixava de dizer no trabalho automa-

ticamente se transformava em uns cinco cigarros para superar mais uma sobrecarga de trabalho – e em outros cinco cigarros para atenuar a raiva que sentia dele mesmo por não ter dito "AGORA NÃO DÁ, TÔ CHEIO DE TRABALHO".

Uma dupla vantagem, portanto: livrou-se do cigarro e mudou sua vida para melhor.

Além desses aspectos psíquicos, existe o condicionamento desencadeado por "velhos hábitos" de vida que determinam o desejo de fumar.

Durante anos, você se condicionou a tomar café e fumar; a fumar após as refeições; a fumar tomando uma cervejinha ou outra bebida alcoólica; a fumar dirigindo ou falando ao telefone; a ir ao banheiro fumando; a ler jornal e fumar; a assistir à TV fumando; a fumar após a relação sexual ou para começar a trabalhar ou porque está nervoso ou porque não tem nada para fazer. Em resumo, quase tudo na sua vida foi feito com a presença do cigarro.

Essas situações são chamadas de GATILHOS. Cada pessoa tem os seus, mas muitos são comuns entre os fumantes. Uma boa estratégia é identificá-los quando for parar de fumar.

Ela fuma!

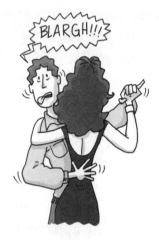

Algum tempo depois...

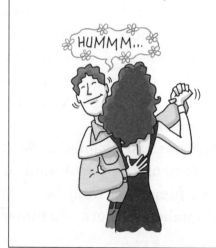

Identificando os gatilhos e o grau de satisfação do cigarro

Vamos lá, mais um desafio para reflexão.

Anote todos os cigarros que fumou ao longo de um dia. Nessa seqüência, as circunstâncias em que o fez e o grau de necessidade de fumar, na escala de 1 a 3, podem ser descritos como:

1 = muita vontade de fumar;
2 = vontade moderada de fumar;
3 = vontade mínima de fumar.

Preencha o quadro a seguir:

Horário	O que está fazendo e sentindo?	Grau de necessidade do cigarro
1		
2		
3		
4		
5		
6		
7		
8		
9		
10		
11		
12		
13		
14		
15		

Agora, veja algumas dicas para enfrentar os gatilhos mais comuns.

Gatilho	Estratégia
Momentos de ansiedade no ambiente de trabalho	Pegue um lápis em vez do cigarro e planeje o que vai fazer.
	Deixe uma garrafa de água sobre a mesa e vá bebendo.
	Tire o cigarro do seu pensamento. Não pense em dar nenhuma tragada. Se pensar, só ficará satisfeito e menos ansioso quando fumar. Seu objetivo é parar de fumar, e não fumar menos.
	Desvie o pensamento, distraia-se. Se não conseguir produzir nada, vá para casa ou dê um tempo. Amanhã será outro dia.
Momentos de ansiedade em casa	Beba água, não pense em dar nenhuma tragada. Não mantenha cigarro nos seus esconderijos. Jogue todos fora quando começar o tratamento.
	Procure alguém para conversar, telefone ou saia um pouco de casa: a solidão é amiga do cigarro.
	Se estiver desesperado para fumar, use uma goma de mascar de nicotina ou uma pastilha de nicotina no momento de "fissura".

Gatilho	Estratégia
O cafezinho	Você pode beber chá de erva-cidreira, camomila, melissa etc. em vez de café. Se gostar muito de café, reduza para somente uma ou duas xícaras por dia. Troque aqueles vários cafezinhos por água.
Nas festas	Se achar que vai ser muito sacrifício ir a uma festa e não beber, não vá. Outras virão e você, há mais tempo sem fumar, poderá beber com mais tranqüilidade, sem se sentir ameaçado. Não abuse das bebidas alcoólicas, aprecie com moderação.
Dificuldade para evacuar	É comum alguns fumantes terem de alterar a dieta para regularizar os intestinos ao pararem de fumar. Mude sua dieta, inclua alimentos mais laxativos. Não leia jornal no banheiro. Leia na mesa, bebendo água.
Perda de ente querido/ Problema grave	Cuidado, esses momentos são críticos. Utilize goma ou pastilha se tiver com desejo incontrolável de fumar. Mesmo que já faça alguns meses que não fuma, utilize esses produtos. Não acenda nenhum cigarro e não roube nenhuma tragada.

Gatilho	Estratégia
Perda de ente querido/ Problema grave	Desvie o pensamento do cigarro. Saia de perto de quem está fumando. Você tem a impressão de que se fumar vai atenuar seu sofrimento momentaneamente, mas, lembre-se, é uma ilusão. O problema não desaparecerá e você ainda acrescentará um, que é a recaída.
Dirigindo	Retire os cinzeiros do carro; coloque sachês com aromas agradáveis. Peça que não fumem no seu carro. Masque gomas ou balas dietéticas ao dirigir.
Fome incontrolável	Se você tem a impressão de estar faminto, mesmo após ter se alimentado, beba água; se não passar, masque uma goma de nicotina. Se tiver de comer, corte cenoura ou pepino crus em palitos e coma.
Após a relação sexual	Aprenda a utilizar seu olfato e enriqueça o prazer da relação sexual. Descubra perfumes que lhe agradem. Dê de presente a seu par. A relação se tornará mais agradável do que o cigarro que você fumava em seguida.
Após a refeição	Levante rapidamente da mesa, escove os dentes e mastigue alguma coisa ardida, como cravo, bala etc.

Prevenindo o ganho de peso após parar de fumar

Ao parar de fumar, as pessoas tendem a aumentar o peso por algumas razões:

- Ficam mais ansiosas e consomem mais balas, chocolates, chicletes e doces em geral.
- A ausência de nicotina faz que o organismo gaste menos energia.
- Muitos substituem o prazer oral do cigarro pelo dos alimentos.
- A melhora do paladar e do olfato sem o cigarro incentiva o prazer da ingestão de alimentos.

O aumento de peso é prejudicial ao organismo. Ele pode acarretar obesidade, diabetes, descontrole da pressão arterial e elevação dos níveis de colesterol e/ou triglicérides no sangue.

Por isso, procure ter hábitos alimentares saudáveis e tome bastante água entre as refeições – isso ajuda a eliminar a nicotina e a comer menos.

Antes de deitar, tome uma xícara de chá de camomila ou um copo de leite morno ou quente para evitar a insônia e os "assaltos" à geladeira.

Quando sentir vontade de fumar, chupe gelo, escove os dentes, tome água gelada, mastigue cravo ou gengibre ou coma uma fruta.

Caso não consiga controlar o apetite, prefira alimentos menos calóricos, substituindo:

- os doces preparados com açúcar pelos dietéticos;
- o açúcar pelo adoçante;
- o leite integral pelo desnatado;
- o doce pela fruta.

Lembre-se de que todos os alimentos contêm calorias, portanto, dependendo das quantidades ingeridas, engordam.

A tabela a seguir apresenta os teores calóricos de alguns alimentos. Procure sempre escolher os menos calóricos.

Alimento	Quantidade	Calorias
bala	1 unidade (6 g)	20
bala dietética	1 unidade (5 g)	8
café com açúcar	1 xícara de café (60 ml)	31
café sem açúcar	1 xícara de café (60 ml)	7
gelatina	1 porção (150 g)	53
gelatina dietética	1 porção (150 g)	13
refrigerante	1 copo (150 ml)	65
refrigerante dietético	1 copo (150 ml)	1
biscoito maizena	1 unidade (5 g)	20

Alimento	Quantidade	Calorias
biscoito recheado	1 unidade (14 g)	74
bolacha água e sal	1 unidade (7 g)	32
banana	1 unidade (60 g)	55
laranja	1 unidade (150 g)	71
maçã	1 unidade (150 g)	89
aipo	1 ramo (35 g)	6
rabanete	1 unidade (20 g)	3
cenoura	1 unidade (90 g)	39
pepino	1 unidade (395 g)	51

Pirâmide alimentar

A alimentação deve ser equilibrada e variada, composta por *alimentos* que forneçam as quantidades suficientes de *nutrientes* de que o organismo necessita.

Uma maneira prática de selecioná-los é por meio da Pirâmide alimentar*.

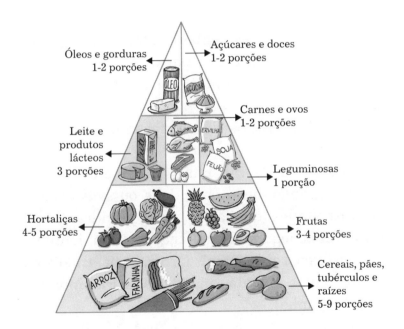

* Esta Pirâmide alimentar foi elaborada pela profa. dra. Sonia Tucunduva Philippi.

Os alimentos estão distribuídos na pirâmide em oito grupos, de acordo com o nutriente que mais se destaca na sua composição: arroz, pães, massas, batata, mandioca e farinhas em geral (fontes de carboidratos); verduras, legumes e frutas (fontes de vitaminas, minerais e fibras); carnes, ovos, leite e leguminosas (fontes de proteínas, vitaminas e minerais); óleo e gorduras (fontes de gorduras); e açúcares e doces (fontes de carboidratos).

Óleos e açúcares, embora estejam no topo da pirâmide, também fazem parte da composição e preparação dos alimentos, daí sua presença em todos os níveis.

Todos os grupos devem fazer parte da alimentação diária.

Não deixe de consumir diariamente carnes magras (frango, peixe, boi), leite ou seus derivados desnatados (queijos, iogurte), verduras, legumes, frutas, leguminosas (feijão, ervilha, lentilha, grão-de-bico, soja), cereais (arroz, aveia, trigo etc.) e tubérculos (batata, mandioca, cará, inhame, mandioquinha).

No momento em que faz suas refeições, não realize outras atividades, como ler ou assistir à televisão.

Durante a refeição, não tome refrigerantes ou sucos, mas apenas meio copo de água como um auxílio para comer menos.

Procure comer devagar e deixar a mesa assim que terminar a refeição.

Cada pessoa tem um padrão alimentar. Se você sabe o que o faz engordar, também conhece os alimentos que o ajudam a emagrecer. Tente controlar o que você faz e o que sabidamente o mantém fora do peso.

Além desses cuidados, é importante praticar regularmente alguma atividade física. Isso contribui para reduzir o estresse e minimiza o ganho de peso.

Lembre-se de que atividade física inclui andar, correr, dançar, nadar, andar de bicicleta, subir escadas, ou seja, mexer-se. No entanto, se houver alguma restrição à atividade física, siga as orientações do seu médico.

Você verá que com as providências certas é possível parar de fumar, ter uma alimentação saudável, controlar o peso e melhorar sua qualidade de vida.

Evitando
recaídas

As principais causas de recaída dos fumantes são os estados psíquicos alterados após a supressão do cigarro – depressão e muita ansiedade. Eles podem ser ocasionados pela privação da nicotina ou, se você parou de fumar com auxílio de medicamentos, pela ausência destes.

Os sintomas mais comuns relacionados como causas de recaída são: sentir-se triste, incompleto, sozinho, irritado, com sono alterado, com dificuldade de concentração e angústia.

Informe ao seu médico se isso ocorrer. A reintrodução da medicação para parar de fumar ou a prescrição temporária de antidepressivos poderão ser suficientes para evitar a recaída.

Situações extremas, como a perda de um ente querido, a ocorrência de doença grave na família, problemas financeiros ou festas de arromba com grande consumo de álcool, também estão entre os motivos de recaída. Evite agir sob impulso.

Lembre-se de que um ex-fumante é igual a um ex-alcoólatra: deve evitar o primeiro TRAGO.

Se for difícil controlar a vontade de fumar, use uma goma de mascar de nicotina. Tenha uma à disposição, caso saiba que vai passar por alguma situação crítica, ou mantenha uma consigo preventivamente. Essa medicação é um ótimo SOS. Lembre-se de que é melhor mascar uma goma de nicotina do que acender um cigarro.

Não desanime, você ainda pode ganhar a guerra contra o cigarro, mesmo após uma eventual recaída. Se isso ocorrer, terá perdido apenas uma batalha. A recaída é um aprendizado e significa outro RECOMEÇO.

Se você parou e teve uma recaída, ao tentar parar de novo, sua chance de vencer a guerra será muito maior do que a de perder uma nova batalha.

Divida com uma pessoa as suas angústias, e não mais com o cigarro. A solidão é amiga do cigarro e sua inimiga: afaste-se dela.

Assistência aos fumantes hospitalizados

Em 2001, o consenso brasileiro de tratamento do tabagismo, Abordagem e Tratamento do Fumante – Ministério da Saúde e Instituto Nacional de Câncer (Inca), padronizou a conduta de atendimento hospitalar aos fumantes durante a internação hospitalar causada por qualquer doença, relacionada ou não ao tabagismo. Tal conduta determina que:

- Os pacientes tabagistas sejam identificados no momento da admissão hospitalar.
- O padrão de uso do tabaco seja caracterizado.
- A situação do paciente seja registrada na alta de acordo com a Classificação Estatís-

tica Internacional de Doenças e Problemas Relacionados à Saúde – 10ª revisão (CID-10), capítulo XXI, "Fatores que influenciam o estado de saúde e o contato com os serviços de saúde", categoria Z72, "Problemas relacionados com o estilo de vida: Uso do tabaco".

- O aconselhamento e a assistência ao tabagista sejam promovidos durante a hospitalização, e o acompanhamento da abstinência seja feito após a alta hospitalar.

Pouquíssimos hospitais, no entanto, identificam os fumantes na fase hospitalar; um número menor ainda oferece abordagem ao tabagismo nessa fase e, para piorar, ninguém se lembra de acompanhar o pacientes após a alta hospitalar, mesmo considerando que a hospitalização seja um momento oportuno para a interrupção do tabagismo.

Dados sugerem que 50% dos fumantes param de fumar por conta própria após o evento cardiovascular que motivou a internação. Atribui-se o sucesso na obtenção dessas taxas à restrição do tabagismo em ambiente hospitalar e à elevada motivação dos pacientes. Sabemos, porém, que, de cada cem fumantes que param de fumar após internação hospitalar por doença cardiovascular, cerca de cinqüenta apresentam recaída num período de até seis meses após o evento que motivou a interrupção. Entre os fatores relacionados à recaída após alta hospitalar, destacamos a presença de sintomas de abstinência como principal causa de recaída no período imediatamente posterior à alta e a presença de sintomas depressivos e/ou doença depressiva como principal causa de recaída no período de três a seis meses depois da alta hospitalar. Alguns estudos avaliando fumantes internados com diagnóstico de síndrome coronária aguda (angina instável e infarto agudo) que haviam parado de fumar, por conta própria, em função da hospitalização, constataram que, seis meses após a alta hospitalar, os pacientes com diagnóstico de depressão tiveram uma taxa maior de recaída do que os não-depressivos. Esse dado é relevante e indica que, para prevenção da recaída, a depressão deve ser tratada.

O acompanhamento do paciente no período imediatamente posterior à alta hospitalar reduz a taxa de recaída. Adicionalmente, a prevenção de recaída do tabagismo em pacientes cardiopatas reduz em 50% o risco de morte e recorrência de eventos cardiovasculares e evita que, em momento futuro, em estágio motivacional menos propício, a chance de sucesso na interrupção do tabagismo seja reduzida em função de agravo da condição clínica. A sistemática de atendimento ao tabagista na fase de hospitalização deve: incluir perguntas que abordem as dificuldades ocasionadas pela interrupção abrupta do ato de fumar; verificar se ele não está fumando escondido; atentar para manifestações subjetivas da síndrome de abstinência da nicotina (manifestada, por exemplo, por desejo insistente de alta hospitalar, falta de cooperação com o tratamento, inquietação e ansiedade intensa) e prescrever medicamentos para tratá-la, se for o caso. A reposição de nicotina é a terapia recomendada para os pacientes hospitalizados com sintomas intensos de abstinência, mas apresenta ressalvas em alguns casos, como durante a fase aguda do infarto do miocárdio – nessa situação, o uso de outros medicamentos pode ser necessário.

Converse com seu médico.

Depoimentos de fumantes em vários estágios de motivação

Selecionei alguns depoimentos de fumantes que fazem parte da minha experiência e traduzem os vários estágios motivacionais pelos quais todos os fumantes passam em algum momento da vida.

Não querem nem ouvir falar em parar de fumar (fase pré-contemplativa)

F. A., 67 ANOS, CORRETOR DE SEGUROS.

"Doutora, não me peça para parar de fumar, eu não quero e fico muito aborrecido com isso. Já

tentei e foram momentos terríveis. Me deixe morrer fumando, vou morrer mesmo, só espero que seja fulminante e não com falta de ar."

A. F., 21 ANOS, ESTUDANTE DE DIREITO.

"Que policiamento, que saco, que modismo americano. Eu fumo porque quero, acho uma delícia. Todo mundo vai morrer mesmo. Eu quero mais é viver a vida intensamente, e o cigarro é ótimo para isso."

Observação: debate aberto em programa da rádio CBN.

Os que querem parar mas nunca tentaram (fase contemplativa)

S. B., 45 ANOS, SECRETÁRIA.

"Tenho vontade, não gosto da fumaça nem do cheiro, mas tenho medo de engordar e acho que se meu marido continuar fumando eu não terei chance de conseguir."

M. J. S., 52 ANOS, COMERCIANTE.

"Quero parar, morro de medo de adoecer, mas não vou nem tentar, porque sei que não vou conseguir."

Depoimentos de pessoas submetidas a tratamento para parar de fumar que tiveram sucesso (fase de manutenção)

L. R. M., 56 ANOS, EMPRESÁRIA.

"Achei que jamais pararia de fumar. Desde que comecei a fumar, na adolescência, nunca parei, nem quando estava grávida. Meu perfil combinava muito com o cigarro, sou agitada, ansiosa e disposta. Ele acentuava minhas características produtivas e reduzia a ansiedade.

A única coisa que me incomodava em fumar era o cheiro.

A decisão de parar de fumar foi impulsionada pela preocupação com a saúde. Estou há 41 dias sem fumar, sofrendo um bocado, mas muito satisfeita de ter descoberto que posso viver sem o cigarro."

J. L. A., 41 ANOS, CONTADOR.

"A motivação para parar de fumar foram os pedidos da minha filha, juntamente com os sintomas que sentia, que eu imaginava ser por causa do cigarro, como cansaço e chiado no peito. Melhoraram rapidamente após parar de fumar, e, surpreendente, foi muito mais fácil do que eu imaginava."

A. T. J., 52 ANOS, AUXILIAR DE BIBLIOTECA.

"Minha motivação em parar foi a saúde: estava com 52 anos, fumava há 33. Com a chegada da menopausa, resolvi prevenir problemas futuros e fazer o tratamento para parar de fumar. Meus filhos me apoiaram muito durante o tratamento. Agora estou bem, não quero voltar a fumar. Engordei alguns quilos, mas estou fazendo ginástica e maneirando a boca."

T. P., 65 ANOS, MUSICISTA.

"Comecei a fumar ainda menina. Com 20 anos, fumava dois maços – e foram décadas e décadas fumando muito. Na noite em que parei, achei que não iria conseguir. Marquei a data do

último cigarro que fumei: foi às 23h50 do dia 15 de fevereiro de 1995. Tudo perdeu a graça.

Com o auxílio dos medicamentos para parar de fumar, minha música e o apoio da minha médica, consegui. Jaqueline dizia que o mundo era dividido em duas margens. Em uma estava a poluição, a falta de sabor, o que não tem cheiro nem cor. Na outra havia flores e perfumes. Eu passei para essa margem e me arrependo de não ter feito isso antes. Hoje sinto o cheiro das plantas, os perfumes e aromas das comidas. Tinha me acostumado com a ausência de cheiros."

S. A., 42 ANOS, SECRETÁRIA.

"Fumei 25 anos e achei que estava na hora de parar.

Minha disposição e a qualidade do meu sono melhoraram muito.

O importante é parar de fumar, não há justificativa melhor do que ganhar tempo de vida."

G. F., 55 ANOS, CABELEIREIRA.

"Tentei várias vezes largar o cigarro e recaía, principalmente por causa do ganho de peso. Fu-

mava desde os 18 anos, cerca de dois maços por dia. Agora estou há oito meses sem fumar. Hoje não suporto nem o cheiro. Já posso caminhar sem sentir falta de ar. O melhor de tudo é que não tive de parar minha vida para deixar o cigarro. Continuo trabalhando muito e com mais disposição."

Y. S., 58 ANOS, DONA-DE-CASA.

"Parar de fumar era o maior sonho da minha vida, mas parecia impossível. Fumei 35 anos, chegando a fumar dois a três maços. O tratamento reduziu minha ansiedade e meu interesse pelo cigarro, mas determinação pessoal é fundamental."

J. C., 40 ANOS, PROFESSOR.

"Eu amanhecia rouco, cansado e sem fôlego. Um dia decidi desfazer as malas da minha vida: me separei, mudei de emprego e resolvi abandonar o cigarro. Procurei ajuda e estou conseguindo."

E. M. S., 45 ANOS, COMERCIÁRIA.

"No começo foi difícil, mas já no segundo mês de tratamento foi ficando mais fácil. Fui percebendo

que nesse período já tinha melhorado o fôlego, o olfato e principalmente estava melhorando minha auto-imagem. Eu tinha conseguido parar de fumar."

D. C., 71 ANOS, APOSENTADO.

"Fumei sessenta anos, quando a doutorinha me veio com a história de parar de fumar com remédio. Eu não queria usar, achava que tinha de ser macho e parar na marra. Ela insistiu e me convenceu a fazer um teste usando medicamentos. Afinal, eu nunca tinha nem tentado parar de fumar.

Usei os remédios e surpreendentemente fiquei sem fumar. O cigarro tinha perdido a graça, então eu parei de vez. Parece que rejuvenesci uns dez anos. Estou muito mais disposto. Aquela maldita tosse de quarenta anos foi embora.

Estou pensando em trocar a patroa de 60 por um modelinho mais jovem.

É brincadeira, doutorinha."

C. S., 58 ANOS, APOSENTADO.

"Parei de fumar porque não tinha escolha. Eu dava um passo e vinha a angina. Decidi fazer o tratamento e superei momentos críticos, como a

vontade de fumar após as refeições. Graças a Deus consegui e me sinto fisicamente muito melhor."

S. F., 53 ANOS, PEDREIRO.

"Tinha sofrido um infarto e tinha de parar de fumar. A doutora me passou um comprimido para parar de fumar que, Deus me livre, fez efeito contrário. Eu queria era fumar mais, fiquei mais nervoso. Voltei na consulta e falei que estava fumando mais. Ela suspendeu o comprimido e me deu uns adesivos. Foram ótimos, graças a Deus, parei de fumar com muita facilidade."

G. R. F., 45 ANOS, EXECUTIVO.

"Fiquei oito meses sem fumar, dei uma bobeira e voltei. Mas estou fumando escondido. Quero recomeçar o tratamento. O remédio me ajudou muito, sem ele fica mais difícil."

Observação: esse paciente chegou até a dar entrevista à TV sobre mudança de estilo de vida em cardíacos. Estava morrendo de vergonha de ser pego fumando. Recomeçou o tratamento e não deu mais "bobeira", parou de fumar.

Tentativas fracassadas – recaídas

C. Z., 43 ANOS, AUXILIAR DE ESCRITÓRIO.

"Fiquei quatro meses sem fumar após fazer o tratamento, mas tenho uma vida social muito intensa, vou a bailes e bares, e meus amigos me enchiam que eu estava muito gorda. Aí, resolvi voltar a fumar.

Hoje me arrependo. Não me sinto disposta a recomeçar o tratamento neste momento."

N. R. S., 58 ANOS, DOMÉSTICA.

"Fumante desde os 17 anos, tentei parar várias vezes por conta própria, mas nunca consegui mais que três dias. Tenho rouquidão e problemas respiratórios. Fumo mais de um maço por dia, e o cigarro chega a diminuir minhas dores de cabeça e minha ansiedade. Acho que vou morrer fumando.

Me sinto melhor fumando do que sem fumar."

Observação: provavelmente a terapia farmacológica faria a diferença, facilitando muito o sucesso. Ela não conseguia parar de fumar por sintomas intensos de abstinência. Infelizmente, não tivemos tempo para tratá-la; ela faleceu de insuficiência respiratória antes de iniciar o tratamento.

N. C., 49 ANOS, COMERCIANTE.

Parou de fumar por onze anos, após ter tido um infarto. Recentemente, achou que podia dar uma tragada, fez um teste e...

"Estou fumando mais de dez cigarros por dia, mas sempre aconselhei meus filhos a fugir do tabaco e deu certo.

Eles perceberam que meus problemas no coração estavam diretamente relacionados ao hábito de fumar."

Observação: esse paciente está num estágio motivacional típico da recaída. Nessa fase, alguns fumantes parecem se conformar com a condição de continuar fumantes e muitos apresentam ótimas desculpas, bem elaboradas e justificadas.

D. A. G., 46 ANOS, SECRETÁRIA.

"Fiquei uma semana sem fumar e surpreendentemente fiquei bem, mas após um problema familiar entrei em desespero, saí correndo para

comprar um maço de cigarros e não parei mais de fumar."

V. S. S., 55 ANOS, DONA-DE-CASA.

"Fiz tratamento com medicamentos para parar de fumar e fiquei sete meses sem fumar. Comecei a ficar irritada e ansiosa com os problemas familiares, acendi um cigarro e, pronto, voltei a fumar. Eu me senti igual a alguém que está chegando ao topo de uma escadaria enorme, escorrega e cai.

Agora vou ter de começar tudo de novo. Mas vou em frente, consegui uma vez e, se Deus quiser, vou conseguir de novo."

A. G., 24 ANOS, ESTUDANTE UNIVERSITÁRIA.

"Fiquei seis meses sem fumar. No começo, foi muito mais fácil do que eu imaginava, mas após a suspensão do medicamento para parar de fumar a coisa ficou feia. Comecei a ficar muito ansiosa e entristecida, parecia que estava deprimida. Voltei a fumar e meu estado emocional melhorou. Acho que o cigarro me equilibra emocionalmente e me deixa segura. Para mim, é melhor fumar para me acalmar do que tomar Lexotan, que me deixa sonolenta."

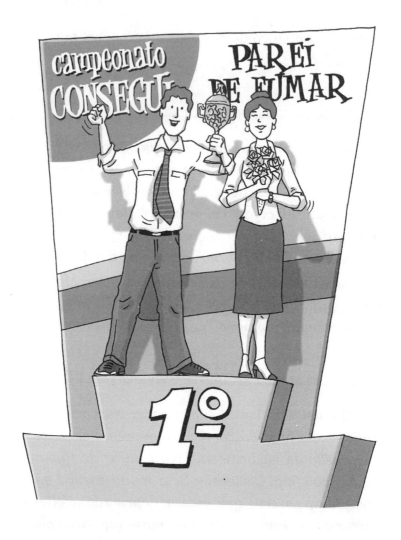

Benefícios de parar de fumar

- Redução de 50% no risco de morte por doenças relacionadas ao tabaco depois de dezesseis anos sem fumar.
- Diminuição de 30% a 50% do risco de morte por câncer de pulmão em dez anos sem fumar.
- Redução de 50% no risco de morte cardiovascular em um ano sem fumar.
- Após vinte anos sem fumar, o risco de câncer de um ex-fumante se aproxima do de um não-fumante.
- Depois de seis meses sem o cigarro, ocorre redução no número de infecções respiratórias e melhora a circulação sangüínea.

- Poucos dias sem fumar já são o suficiente para melhorar a tosse, a capacidade física, o olfato, o paladar e a auto-estima do ex-fumante.
- Ao parar de fumar antes dos 35 anos de idade, o ex-fumante reduz sua chance de adoecer a valores semelhantes aos de um não-fumante.

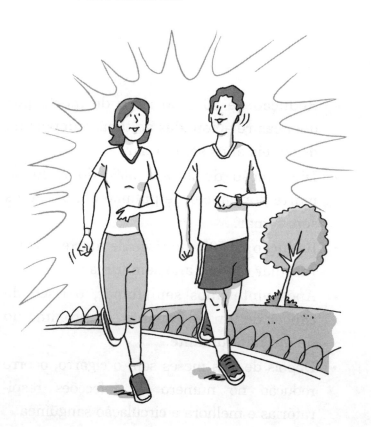

Conhecendo os riscos de fumar

- A relação entre cigarro e infarto é bem conhecida desde a década de 1950.
- Nos últimos cinqüenta anos, mais de setenta mil pesquisas confirmam os riscos de câncer e doenças cardiovasculares e respiratórias em fumantes.
- As doenças relacionadas ao tabagismo demoram mais de vinte anos para se manifestar.
- O consumo de um a quatro cigarros/dia já aumenta o risco de infarto nos fumantes.
- Diminuir o número de cigarros não garante redução no risco de doenças relacionadas ao fumo.

- Quanto maior o consumo de cigarro, maiores os riscos das doenças que mais acometem o tabagista.

O consumo de cigarro está diretamente relacionado ao aumento das seguintes doenças cardiovasculares:

- morte súbita;
- infarto;
- aneurisma da aorta;
- derrame cerebral;
- doença vascular periférica (problemas circulatórios);
- impotência.

Por que as probabilidades de ter doenças cardiovasculares são maiores em fumantes?
Porque o cigarro:

- acelera a progressão da aterosclerose, visto que aumenta a oxidação da LDL-c (colesterol ruim) e reduz os níveis de HDL-c (colesterol bom);
- diminui a dilatação (calibre) das artérias coronárias;

- aumenta a capacidade de coagulação do sangue, favorecendo a formação de trombos, uma vez que eleva os níveis dos marcadores inflamatórios – como a proteína C-reativa, as moléculas de adesão intercelular solúveis e o fibrinogênio – e a agregação de plaquetas;
- eleva o risco de arritmia cardíaca grave, que muitas vezes evolui para morte súbita.

O risco do tabagismo nas mulheres

- O cigarro aumenta em seis vezes o risco de infarto em mulheres jovens.
- O uso concomitante de pílula anticoncepcional e cigarro eleva em 39 vezes o risco de infarto.
- O cigarro aumenta a probabilidade de aborto, parto prematuro e nascimento de criança com baixo peso.
- O fumo diminui a taxa de fertilidade das mulheres.
- O câncer de pulmão e o de bexiga são mais agressivos nas mulheres.

Considerações finais

Não há fumante que não possa parar de fumar. A maior parte é capaz de fazê-lo, são raras as exceções: pacientes com doenças depressivas graves, com distúrbios de ansiedade intensos e esquizofrenia.

Apesar de o grau de dependência química entre as pessoas ser distinto, fato já comprovado cientificamente, o que faz a diferença entre o sucesso e o insucesso em abandonar o cigarro é o estado psíquico-motivacional.

O fumante que usa o medicamento adequado, considerando o seu perfil, e na dose correta quase não terá sintomas de abstinência. As situações de aumento no desejo de fumar que vai enfrentar são comuns e habituais nos fumantes, os chamados GATILHOS. Mas, se o desejo de parar é forte e profundo, acaba dando certo.

A motivação varia de pessoa para pessoa, assim como seu grau de comprometimento. Há, porém, alguns traços geracionais em comum.

Um fumante de 20 anos costuma achar que fumar é uma decisão pessoal, que poderá parar quando quiser, que fuma porque é um prazer e, se tiver de morrer por causa do cigarro, tudo bem, pois vamos morrer mesmo.

Já o de 50 anos não pensa mais assim, sabe que parar é difícil. Pensa em parar por medo de adoecer ou por estar doente. Isso faz diferença: as pessoas com mais idade apresentam estatisticamente mais chances de abandonar o vício. As circunstâncias reais podem influenciar de forma decisiva. O que antes era apenas uma possibilidade de adoecer no futuro se torna realidade aos 50 anos.

Adicionalmente, características de personalidade às vezes ajudam ou atrapalham.

Há indivíduos que, mesmo tendo necessidade premente de parar de fumar, não param.

Além de doentes fisicamente, podem estar com a alma adoecida. Continuar fumando é uma forma de autoflagelo. Mas é quase impossível fazê-lo parar de fumar sem antes resgatar sua alma, sua auto-estima, ou, muitas vezes, sem antes curá-lo de uma depressão.

No entanto, tem gente que decide parar e vai em frente, sofra o que sofrer. Mesmo sendo viciados convictos, com motivação e grande disposição para transpor barreiras param de fumar, às vezes até sem medicamentos.

Curiosamente, essa disposição nem sempre está associada à imagem que fazemos de uma pessoa. Por exemplo, pode acontecer de um indivíduo acostumado a transpor grandes desafios, atuante, desbravador, corajoso em sua vida profissional e pessoal, não conseguir "comprar a briga" para parar de fumar. Nesse caso, o que ocorre é que "a ficha" não caiu, o tempo dele ainda não chegou ou simplesmente ele desconhece a eficácia de recursos que podem ajudá-lo a vencer a guerra contra o fumo. São pessoas que só jogam para ganhar. Se for para perder, não topam a parada. Detestam a frustração da perda.

Nesse momento, o apoio de um profissional pode ser muito importante. Quem trabalha com fumantes tem a missão de ajudá-los a encontrar fontes de motivação e de inspiração que os mobilizem. Tem de ter também as informações corretas sobre todas as opções de medicamentos disponíveis e saber como prescrevê-los da melhor forma a cada paciente.

Descobrir uma situação motivadora e incentivar o fumante a criar ânimo e disposição para querer parar de fumar são formas de apoio valiosas. A cobrança, o dedo em riste e o pito não ajudam em nada.

Permitam-me um último relato de caso: ele é muito representativo.

Homem, 58 anos, casado, advogado, acometido por doença coronariana, diabetes, doença vascular periférica e insuficiência renal, ou seja, colecionando todos os melhores motivos, do ponto de vista médico, para parar de fumar. Prescrevi terapia combinada "turbinada" prolongada, juntamente com muito blablablá; e nada. Durante dois anos de tratamento tentou parar de fumar três vezes e sempre recaía após, no máximo, quarenta dias. *Surpreendentemente, parou de fumar há seis meses, usando a mesma medicação prescrita nas três tentativas anteriores fracassadas. O motivo do sucesso repentino foi um novo acontecimento. O destino fez que sua esposa adoecesse gravemente. Ele, que sempre achou que morreria antes dela, agora precisava estar bem para poder cuidar dela. Acabou por ser o menestrel de seu verdadeiro desejo de parar de fumar.*

P. S.

Acredite: cada fumante tem um modo de enfrentar a cruzada em favor de sua saúde. É preciso se conhecer para saber seus pontos vulneráveis, para identificar o momento certo e a motivação mais forte.

Não se deixe pressionar com argumentos convencionais que o façam se sentir culpado e anti-social.

Procure ajuda. Há bons profissionais no mercado que dominam o assunto, conhecem os medicamentos certos e lhe darão apoio em vez de broncas.

Se você já tentou largar o cigarro e não conseguiu, ou conseguiu mas recaiu, não desista!

Não conheço nenhum ex-fumante arrependido de parar de fumar, mas sei de muitos arrependidos de não ter parado antes.

Espero ter contribuído um pouquinho para ajudá-lo a tomar sua decisão. Nesse caso, quando for festejar o seu sucesso, acrescente meu brinde à farra.

Boa sorte!

Anexo 1
Teste para avaliação
de presença de depressão

O cigarro funciona como alívio para os sintomas depressivos; portanto, quem está muito deprimido tem mais dificuldade em parar e é mais propenso a recaídas. Por isso, verifique o seu nível de depressão e cuide dela antes de abandonar o cigarro.

Inventário de depressão de Beck

Assinale a opção que melhor representa seu atual estado de espírito.

1   Não me sinto triste.   0
    Sinto-me triste.   1
    Estou sempre triste e não consigo sair disso.   2
    Estou tão triste ou infeliz que não posso suportar.   3

2   Não estou especialmente desanimado quanto ao futuro.   0
    Sinto-me desanimado quanto ao futuro.   1
    Acho que nada tenho a esperar.   2
    Acho o futuro sem esperança e tenho a impressão de que   3
    as coisas não podem melhorar.

3   Não me sinto um fracasso.   0
    Acho que fracassei mais do que uma pessoa comum.   1
    Quando olho para trás, na minha vida, tudo o que posso
    ver é uma série de fracassos.   2
    Acho que, como pessoa, sou um completo fracasso.   3

4   Tenho tanto prazer em tudo como antes.   0
    Não sinto mais prazer nas coisas como antes.   1
    Não encontro prazer real em mais nada.   2
    Estou insatisfeito ou aborrecido com tudo.   3

5   Não me sinto especialmente culpado.   0
    Sinto-me culpado grande parte do tempo.   1
    Sinto-me culpado na maior parte do tempo.   2
    Sinto-me sempre culpado.   3

6   Não acho que esteja sendo punido.   0
    Acho que posso ser punido.   1
    Creio que vou ser punido.   2
    Acho que estou sendo punido.   3

7   Não me sinto decepcionado comigo mesmo.   0
    Estou decepcionado comigo mesmo.   1
    Estou enojado de mim mesmo.   2
    Odeio-me.   3

8   Não me sinto de qualquer modo pior que os outros.   0
    Sou crítico com relação às minhas fraquezas e aos meus erros.   1
    Culpo-me sempre por minhas falhas.   2
    Culpo-me por tudo de ruim que acontece.   3

9   Não penso em me matar.   0
    Penso em me matar, mas não faria isso.   1
    Gostaria de me matar.   2
    Eu me mataria se tivesse oportunidade.   3

10   Não choro mais que o habitual.   0
    Choro mais agora do que costumava.   1
    Agora choro o tempo todo.   2

Costumava ser capaz de chorar, mas agora não
consigo, mesmo que o queira.   3

11   Não sou mais irritado agora do que já fui.   0
Fico aborrecido ou irritado mais facilmente do que   1
costumava.
Agora, eu me sinto irritado o tempo todo.   2
Não me irrito mais com coisas que costumavam   3
me irritar.

12   Não perdi o interesse pelas outras pessoas.   0
Estou menos interessado pelas outras pessoas do   1
que costumava estar.
Perdi a maior parte do meu interesse pelas outras pessoas.   2
Perdi todo o interesse pelas outras pessoas.   3

13   Tomo decisões tão bem quanto antes.   0
Adio a tomada de decisões mais do que costumava.   1
Tenho mais dificuldade em tomar decisões do que antes.   2
Absolutamente não consigo mais tomar decisões.   3

14   Não acho que de qualquer modo pareço pior do que antes.   0
Estou preocupado em parecer velho ou sem atrativo.   1
Acho que há mudanças permanentes na minha aparência   2
que me impedem de ser atrativo.
Acredito que pareço feio.   3

15   Posso trabalhar tão bem quanto antes.   0
É preciso algum esforço extra para fazer alguma coisa.   1
Tenho de me esforçar muito para fazer alguma coisa.   2
Não consigo mais realizar qualquer trabalho.   3

16   Consigo dormir tão bem como o habitual.   0
Não durmo tão bem como costumava.   1
Acordo 1 a 2 horas mais cedo do que habitualmente e acho   2
difícil voltar a dormir.
Acordo várias horas mais cedo do que costumava e   3
não consigo voltar a dormir.

17   Não fico mais cansado do que o habitual.   0
Fico cansado mais facilmente do que costumava.   1
Fico cansado ao fazer qualquer coisa.   2
Estou cansado demais para fazer qualquer coisa.   3

18   Meu apetite não está pior do que o habitual.   0
Meu apetite não é tão bom quanto costumava ser.   1
Meu apetite é muito pior agora.   2
Absolutamente não tenho mais apetite.   3

19   Não tenho perdido muito peso, se é que perdi algum.   0
Perdi mais de 2,5 quilos.   1
Perdi mais de 5 quilos.   2
Perdi mais de 7 quilos.   3

20   Não estou mais preocupado com a saúde do que o habitual.   0
Estou preocupado com problemas físicos, tais como dores, indisposição do estômago ou constipação.   1
Estou muito preocupado com problemas físicos e é difícil pensar em outra coisa.   2
Estou tão preocupado com meus problemas físicos que não consigo pensar em outra coisa.   3

21   Não notei qualquer mudança recente no meu interesse por sexo.   0
Estou menos interessado por sexo do que costumava.   1
Estou muito menos interessado por sexo agora.   2
Perdi completamente o interesse por sexo.   3

Se a soma de pontos for superior a 10, você pode estar deprimido.

Anexo 2
Escore de Fagerström
Teste para avaliação do grau de dependência da nicotina

Assinale a opção mais adequada a você.

Quanto tempo depois de acordar você fuma o primeiro cigarro do dia?

( ) Nos primeiros 5 minutos   3
( ) De 6 a 30 minutos   2
( ) De 31 a 60 minutos   1
( ) Mais de 60 minutos   0

Você fica incomodado por não poder fumar em determinados locais, como ambiente de trabalho, restaurantes, aviões, hospitais, igreja, cinema etc.?

( ) Sim   1
( ) Não   0

De qual cigarro você mais detestaria ter de desistir?

( ) O primeiro da manhã   1
( ) Todos os outros   0

Quantos cigarros você fuma por dia?

( ) 10 ou menos   0
( ) 11-20   1
( ) 21-30   2
( ) 31 ou mais   3

Você fuma mais durante as primeiras horas depois de acordar do que durante o restante do dia?

( ) Sim   1
( ) Não   0

Você fuma mesmo quando está doente a ponto de ficar de cama a maior parte do dia?

( ) Sim   1
( ) Não   0

ESCALA DE DEPENDÊNCIA	
0-2	muito baixa
3-4	baixa
5	média
6-7	elevada
TOTAL:	

A autora

JAQUELINE SCHOLZ ISSA cursou a Faculdade Regional de Medicina de São José do Rio Preto (SP), formando-se em 1987. Pós-graduou-se no curso de especialização em Administração Hospitalar e de Sistemas de Saúde, na Escola de Administração de Empresas de São Paulo, da Fundação Getulio Vargas (1994). Fez residência médica no Hospital das Clínicas da Universidade de São Paulo (USP) e residência em Cardiologia no Instituto do Coração da mesma instituição (InCor-HC/FMUSP). É doutora em Cardiologia pela Faculdade de Medicina da USP.

Atualmente, ocupa o cargo de diretora da Unidade de Atendimento ao Cliente dos Consultórios do InCor, onde coordena o ambulatório de tratamento do tabagismo e a pesquisa com novos medicamentos para o tratamento do tabagismo.

Foi médica colaboradora da Organização Mundial da Saúde no programa "Tabaco or Health" entre 1993 e 1996.

Tem vários artigos e trabalhos publicados no Brasil e no exterior; este é seu primeiro livro.

IMPRESSO NA
sumago gráfica editorial ltda
rua itauna, 789   vila maria
02111-031   são paulo   sp
telefax 11 **6955 5636**
sumago@terra.com.br